AF233620

ANALYSE

QUALITATIVE ET QUANTITATIVE

DE

L'EAU MINÉRALE ALCALINE GAZEUSE

DE SOULTZMATT

(HAUT-RHIN),

Par M. A. BÉCHAMP,

PHARMACIEN,

LICENCIÉ ÈS-SCIENCES, PROFESSEUR AGRÉGÉ A L'ÉCOLE SUPÉRIEURE

DE PHARMACIE DE STRASBOURG.

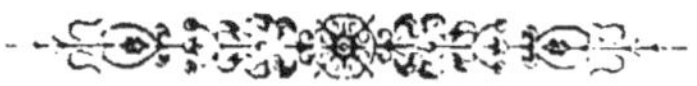

STRASBOURG,

IMPRIMERIE HUDER, RUE DES VEAUX, 27.

1853.

Si l'on connaissait parfaitement toutes les couches de terrain que traverse une eau minérale, avant de surgir à la surface du sol, on pourrait prédire, avec une certitude pres·que mathématique, la composition de cette eau, je veux dire la nature des substances minéralisantes qu'elle contient, sans rien préjuger d'ailleurs sur leur mode d'arrangement.

L'eau, cet admirable véhicule, peut, en effet, dissoudre presque toutes les substances connues.

On doit admettre que la solubilité et l'insolubilité d'une substance dépendent de la masse du dissolvant.

La dissolution d'ailleurs n'est pas toujours le fait de l'affinité. Elle tient le milieu entre la cohésion et l'affinité. M. Dumas l'attribue à une force qu'il nomme *force de dissolution*.

Par conséquent, on doit reconnaître que cette force croît avec la masse du liquide qui agit sur une substance donnée.

Tel sel, tel corps n'est réputé insoluble que parce qu'il exige de grandes quantités de liquide pour se maintenir dans l'état de dissolution, pour que *la force de dissolution* l'emporte sur la force de cohésion qui sollicite ses molécules.

Mais indépendamment de la masse du véhicule, la solubilité et l'insolubilité sont encore modifiées par un grand nombre de causes.

La température d'abord ; par exemple, la solubilité du nitrate de potasse est croissante avec la température jusqu'à une certaine limite de saturation ; celle du nitrate d'ammoniaque est indéfiniment croissante ; celle du sulfate de soude croît jusqu'à environ 36°, pour décroître au delà de cette température.

La pression que supporte l'eau, lorsqu'elle vient de grandes profondeurs, fait qu'elle peut contenir beaucoup d'acide carbonique dont l'action modifie d'une manière remarquable le pouvoir dissolvant de l'eau. On peut expliquer ainsi comment certaines eaux donnent des dépôts dès qu'elles viennent à l'air, et ne supportent plus dès lors que la pression atmosphérique.

Il peut se faire qu'en dehors de la présence de l'acide carbonique, la pression fasse varier la force dissolvante de l'eau elle-même.

La présence de substances de nature fort diverse, organiques ou inorganiques, peut modifier profondément le pouvoir dissolvant d'un liquide, sans qu'on puisse dire s'il y a, ou non, action chimique, dans l'acception rigoureuse du mot.

C'est ainsi que l'acétate de peroxyde de fer, l'ammoniaque sous l'influence d'un excès de phosphate de soude, dissolvent, en présence de l'eau, l'arséniate et le phosphate de peroxyde de fer.

La présence du phosphate de soude en excès détermine l'insolubilité plus complète du phosphate double de lithine et de soude ; l'hydrochlorate d'ammoniaque diminue la solubilité de l'alumine dans l'ammoniaque, etc.

Ces faits font comprendre comment des substances très-dissemblables de nature et de propriétés peuvent cependant coexister dans une même liqueur, dans une même eau minérale.

L'acide silicique, cet acide si faible en présence de l'eau, que l'acide carbonique, l'acétate de soude et le chlorure de sodium précipitent à l'état gélatineux de ses dissolutions alcalines, cet acide si insoluble dans son état normal peut cependant se trouver dans une eau en présence de l'acide carbonique et du chlorure de sodium.

L'alumine, cette base si faible et si insoluble, qui ne se combine pas avec l'acide carbonique, que les carbonates alcalins précipitent de ses dissolutions, l'alumine peut cependant se trouver dans une eau minérale à côté des carbonates de potasse et de soude.

Les substances les plus insolubles qui constituent les roches de différentes formations peuvent donc exister à l'état de dissolution parfaite dans une eau.

Par conséquent, pour le progrès de l'analyse des eaux minérales, il serait avantageux de connaître avec une précision suffisante la nature des terrains que traversent ces eaux, parce que de la nature des terrains traversés on pourrait conclure celle des corps dissous.

La question de l'arrangement des divers éléments d'une eau minérale est certes une de celles qui mériterait le plus d'être résolue, autant sous le point de vue scientifique pur que sous celui de la thérapeutique.

L'Académie impériale de médecine, a proposé une question de prix, ainsi énoncée :

« Trouver une méthode d'expérimentation chimique propre à faire connaître dans les eaux minérales les corps simples ou composés, tels qu'ils existent réellement à l'état normal. »

Dans l'état actuel de nos connaissances, ce problème me paraît insoluble.

En effet, d'après les réflexions qui précèdent, on voit comment la présence d'un composé donné modifie la force de dissolution de l'eau. Combien le problème devient-il encore plus compliqué lorsque le nombre des substances augmente dans la proportion où elles se trouvent dans les eaux minérales !

Il y a plus, l'ordre de tendance d'une base pour plusieurs acides différents varie avec la quantité d'eau en présence ; par exemple, un mélange fait de nitrate de soude et de chlorure de potassium se transforme en nitrate de potasse et en chlorure de sodium, lorsque la masse d'eau diminue.

D'après cela, en supposant le problème résolu pour une liqueur de concentration donnée, il faudrait recommencer pour un autre état de dilution ; or, il est clair que cet état peut être varié à l'infini.

Enfin, une autre condition pour la solution de ce problême est la suivante, et cette donnée me paraît en réalité la plus importante à connaître :

Supposons une dissolution contenant des bases, des acides et des sels.

Il faudrait trouver moyen de déplacer tel acide non combiné, sans le faire entrer dans une combinaison, sans cela on pourrait dire que le sel obtenu est le résultat d'une double décomposition. Il en est de même d'une base non combinée.

Lorsqu'on a une dissolution saline, on déplace à volonté l'acide par un autre acide, la base par une autre base. Dans ce cas, on est convenu de dire que cette base ou cet acide existait réellement dans la dissolution saline.

Pour affirmer qu'un sel se trouve en effet dans une dissolution où existent en même temps d'autres sels, il faudrait pouvoir déplacer un sel, tel quel, comme on déplace une base ou un acide. Et encore cet ordre de déplacement pourrait varier avec la quantité d'eau, avec la nature des sels en présence, comme il varie pour les acides et pour les bases.

Je suppose qu'on parvienne à trouver, pour tous les cas, une substance sans action chimique, à l'aide de laquelle on précipite à volonté une substance dissoute ; on ne pourra pas toujours affirmer que le corps précipité existait tel quel dans la dissolution, car il aura pu se former en vertu de l'une des lois de Berthollet.

L'alcool, ajouté à une dissolution de biphosphate de chaux détermine la précipitation du phosphate neutre et retient l'acide phosphorique ; dira-t-on que l'acide phosphorique et le phosphate neutre étaient séparés dans la liqueur ?

Mais de ce que ce problème ne peut pas être résolu en général, est-ce à dire que, dans certaines limites, pour des cas particuliers, on ne puisse pas faire des hypothèses très-plausibles et vérifiées par l'expérience ? Non certes, ainsi que nous le verrons à propos de l'analyse de l'eau minérale alcaline gazeuse de Soultzmatt.

ANALYSE CHIMIQUE

DE L'EAU DE SOULTZMATT.

La source de l'eau minérale de Soultzmatt s'écoule d'une masse de grès vosgien au pied du versant méridional de la montagne appelée *Heidenberg*, à 275^m au-dessus du niveau de la mer et à 3^m,57 au-dessous du sol.

PROPRIÉTÉS PHYSIQUES.

Température de l'eau. — Le 6 juin 1852, à 6 heures du matin, la température ambiante étant de 12°,2 C, celle de l'eau à sa sortie des tuyaux était de 10° C. A huit heures du soir, la température de l'air ambiant étant de 14°, celle de l'eau était encore de 10°.

La température de l'eau est donc constante dans ces limites de temps. Il paraît cependant que la température de la source peut varier, car M. Daubrée, doyen de la Faculté des sciences de Strasbourg, a trouvé 11°,5, le 25 juillet 1848.

Limpidité. — La limpidité de l'eau est parfaite; elle ne se trouble pas par le repos. De l'eau conservée pendant six ans par M. le docteur Ehrhardt, de Benfeld, est restée aussi claire que le jour où elle fut recueillie; aussi ne se fait-il jamais de dépôt sur les bords de la source, ni dans les tuyaux.

Odeur, saveur. — L'odeur est nulle; la saveur aigrelette, agréable. Cette eau est, en effet, fortement gazeuse; l'acide carbonique s'en dégage avec abondance dès qu'on débouche une bouteille; sous ce rapport, elle est bien supérieure à l'eau de Seltz, dont on fait une si grande consommation, et l'on pourrait avec de grands avantages la remplacer par celle-là, tant sous le rapport de l'agrément que sous celui de l'économie.

Quantité d'eau fournie. — La source est très-abondante; elle rend 110 litres par heure, d'une manière presque constante.

Densité. — Après avoir laissé se dégager spontanément tout l'acide carbonique libre, par une exposition prolongée à l'air, la densité prise à la température de 17°,6 C a été trouvée être $\frac{155,580}{155,295} = 1,00183$. Un litre d'eau de Soultz-matt, privée de gaz libre, pèse donc 1001^{Fr},83.

PROPRIÉTÉS CHIMIQUES.

ANALYSE QUALITATIVE.

Le papier de tournesol rougi par les acides et le sirop de violettes ne manifestent rien d'abord; mais bientôt par le dégagement de l'acide carbonique, le premier bleuit et le second verdit.

Il est facile de montrer que l'eau de Soultzmatt contient des carbonates, des sulfates, des chlorures.

On peut aussi faire voir, sans difficulté, la présence de la chaux, de la magnésie, et même celle des alcalis.

Mais, pour éviter les répétitions, je n'en dirai pas davantage relativement à l'analyse qualitative, renvoyant pour les différents corps à ce qui sera dit dans la partie concernant l'analyse quantitative.

Recherche des gaz. — Un ballon et son tube de dégagement, jaugeant ensemble $1^l,426$, a été rempli d'eau au sortir du tuyau. Par l'ébullition prolongée de l'eau dans le ballon, les gaz ont été expulsés et reçus dans un flacon contenant de la potasse caustique. Une très-petite quantité (moins d'un centimètre cube) n'a pas été absorbée.

ANALYSE QUANTITATIVE.

Dosage de l'acide carbonique. — Dans plusieurs flacons, contenant chacun 20 grammes d'une dissolution concentrée de chlorure de calcium et 30 grammes d'ammoniaque exempte de carbonate, on a introduit, le même jour, à la source même, au sortir du tuyau et à l'aide d'une pipette jaugée, 264 centimètres cubes d'eau.

La dissolution de chlorure de calcium ammoniacal, qui était limpide, a immédiatement donné naissance à un abondant dépôt d'une grande blancheur. Les flacons, parfaitement bouchés, ficelés, n'ont été ouverts qu'à Strasbourg.

Les dépôts des divers flacons, recueillis sur des filtres pesés, rapidement lavés, ont été séchés à la température de 100°, jusqu'à ce qu'ils ne perdissent plus de leur poids. On les a pesés ensuite.

Le 1er flacon, rempli à 6 1/2 heures du matin, a donné. . . . . . . $1^{gr},889$ de précipité.

Le 2e flacon, rempli à 2 1/2 heures de l'après-midi, a donné . . . . $1^{gr},975$ —

Le 3e flacon, rempli à 9 heures du soir, a donné . . . . $1^{gr},896$ —

$$\overline{5^{gr},760}$$

Moyenne . . . $1^{gr},920$

264 centimètres cubes donnent donc $1^{gr},920$ de précipité, renfermant tout l'acide carbonique de cette portion

d'eau. C'est dans ce précipité que j'ai dosé la quantité totale de l'acide carbonique. Pour effectuer ce dosage, je me suis servi du petit appareil que M. Frésénius a imaginé pour l'analyse des carbonates dont les bases forment des sulfates insolubles. Ce petit appareil, que tout le monde peut facilement construire, ne pèse pas plus de 40 à 50 grammes. J'y ai apporté un petit changement qui écarte toutes les chances d'erreur. En voici la description :

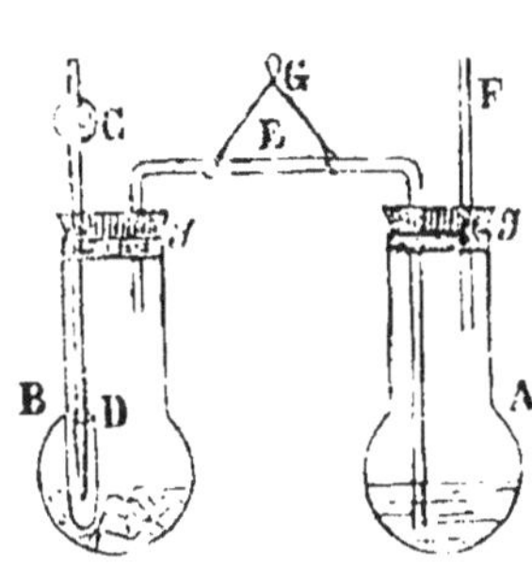

A et B, deux tubes en verre mince, à l'extrémité desquels on a soufflé une boule; chacun de ces tubes contient à peine 40 grammes d'eau ; C, tube droit, muni d'une boule à la partie supérieure et effilé à la partie inférieure; D, petit tube fermé par un bout que l'on place verticalement dans la boule B, et dans lequel plonge l'effilure du tube C. E, tube abducteur plongeant par la grande branche au fond du tube A. F, tube droit s'ouvrant dans l'air; gg bouchons en liége fin.

En A on met de l'acide sulfurique monohydraté, en quantité suffisante pour que son niveau dépasse un peu le diamètre horizontal de la boule. En B on introduit, à l'aide d'une carte, un poids connu de la substance à analyser et quelques gouttes d'eau, pour humecter fortement la poudre; on place le petit tube D, on remplit le tube C et sa boule d'acide nitrique pur de concentration moyenne ; on bouche l'extrémité de C avec un tampon de cire, et on ferme l'appareil, en ayant soin que, si une goutte d'acide tombe, elle soit reçue dans le petit tube D. On accroche tout l'appareil par le fil de cuivre G au crochet d'une bonne balance, et on tare l'appareil ainsi disposé. La tare étant faite, on ouvre le tube C en enlevant le tampon de cire; l'acide nitrique s'écoule, remplit le tube D, déborde, et va agir sur le carbonate. On arrête l'écoulement de l'acide à volonté, en plaçant le tampon de cire sur l'ouverture du tube C. Par cette disposition, on voit qu'il est impossible qu'une seule bulle de gaz puisse s'échapper par le tube C, et qu'aucune goutte d'acide ne peut réagir sur le carbonate pendant le petit intervalle de temps nécessaire pour fermer l'appareil. L'acide carbonique passe par le tube E, se dessèche dans l'acide sulfurique et s'échappe enfin par le tube ouvert F. Lorsque le dégagement a cessé, on chauffe un peu la boule B, on aspire en F pour enlever l'acide carbonique qui remplit l'appareil et pour le remplacer ainsi par de l'air; on laisse refroidir l'appareil et on le pèse de la sorte dans les conditions de la première pesée. — La perte de poids donne la quantité d'acide carbonique dégagé.

Après avoir mêlé les trois précipités qui avaient été séparément recueillis, quatre expériences, conduites comme il vient d'être dit, ont donné les résultats suivants :

I. $0^{gr},518$ de préc., ac. carb. $= 0^{gr},215$ p. 0/0 41,506
II. $0^{gr},701$ »   » $= 0^{gr},288$ »   41,084
III. $0^{gr},915$ »   » $= 0^{gr},373$ »   40,760
IV. $0^{gr},9565$ »   » $= 0^{gr},401$ »   41,920
                                                    ――――――
                                                    165,270

Moyenne. . . .   41,318

A l'aide de ces données, on trouve qu'un litre d'eau contient $3^{gr},0038$ d'acide carbonique ou bien $2^{gr},9983$ pour 1000 grammes.

Dosage des matières fixes. — Cette détermination a été faite en évaporant des quantités variables d'eau, au bain marie, dans une capsule d'argent. Le poids du résidu a légèrement varié. Si la dessiccation est prolongée pendant une ou deux heures, à la température de 100°, on observe des variations notables : ce qui tient d'une part à la volatilisation d'une petite quantité d'acide borique, ainsi que je le dirai à propos de la recherche de cet acide, et aussi parce que les bicarbonates ne se changent pas assez vite en carbonates.

Voici les résultats de deux dosages :

I.   450^{ccc} lit. d'eau ont donné 0,717 de rés.. soit p. 1000^{gr} 1,5904
II. 1 litre   »   1,579   »   »   1,5761
                                                                   ————
                                                                   3,1665

Moyenne 1,5832

Le résidu desséché est blanc ; lorsqu'il a été chauffé pendant longtemps, il prend un aspect un peu argileux.

Le dépôt qui se fait pendant l'ébullition de l'eau est d'un blanc éclatant ; rien n'y fait soupçonner la présence du fer ou d'un métal à oxide coloré.

Ce dépôt, formé par l'ébullition de l'eau, ne contient pas de sulfate, lorsqu'il a été bien lavé, tandis que la dissolution qui a filtré contient tout l'acide sulfurique avec l'acide chlorhydrique à l'état de sulfates et de chlorures.

La liqueur séparée du dépôt après la concentration n'étant formée que de carbonates alcalins, avec les sulfates et les chlorures, il est clair que cette liqueur ne peut plus contenir de bases dont les carbonates sont insolubles ; cependant, il y existe encore une trace de magnésie, probablement à l'état de sel double. — On peut y démontrer la présence de cette base, en traitant la liqueur par le phosphate de soude, après avoir sursaturé par l'acide chlorhydrique, saturé lui-même ensuite par l'ammoniaque en excès : il se forme un louche manifeste que, vu l'état de dilution de la liqueur, on ne peut attribuer qu'à la formation du phosphate ammoniaco-magnésien.

Dosage de l'acide sulfurique. — L'eau de Soultzmatt, acidulée par l'acide nitrique, est à peine troublée par le chlorure de baryum.

L'eau rendue acide par l'acide nitrique a été concentrée à une douce chaleur et précipitée par le chlorure de baryum; le sulfate de baryte lavé, desséché et calciné a été pesé avec les cendres provenant de la combustion du filtre. Voici les résultats de deux dosages :

I. 2 litres d'eau ont donné 0,462 de sulfate de baryte.
II. 2   »   0,476   »   »

$$\text{L'acide sulfurique correspondant} = \begin{cases} 0^{gr},159 \\ 0^{gr},164 \end{cases}$$

$$\overline{0^{gr},323}$$

$$\text{Moyenne . . . } 0^{gr},1615$$

Cette moyenne donne $0^{gr},0806$ d'acide sulfurique pour 1000 grammes d'eau.

Acide chlorhydrique. — Ce dosage a été fait en acidulant l'eau par de l'acide nitrique parfaitement exempt d'acide chlorhydrique. La liqueur a été précipitée par le nitrate d'argent en excès, après quoi on a laissé le chlorure se réunir en masse dans un lieu chaud. Le chlorure lavé et desséché a été fondu et pesé, après y avoir réuni le résidu de la combustion du filtre.

Résultats de quatre opérations :

I. 200ᶜᶜ d'eau ont donné 0,036 de chlorure, soit acide chlorhydrique pour 1000ᵍʳ. 0,0457
II. 300ᶜᶜ d'eau ont donné 0,052 de chlorure, soit acide chlorhydrique pour 1000ᵍʳ 0,0439
III. 500ᶜᶜ d'eau ont donné 0,085 de chlorure, soit acide chlorhydrique pour 1000ᵍʳ 0,0431
IV. 100ᵍʳ d'eau ont donné 0,017 de chlorure, soit acide chlorhydrique pour 1000ᵍʳ 0,0432

$$\overline{0,1759}$$

Dont la moyenne est. . . 0,0439

Acide silicique. — Pour doser cet acide, l'eau a été évaporée à siccité, après avoir été sursaturée par de l'acide nitrique; le résidu, légèrement chauffé au bain de sable, a été repris par l'acide chlorhydrique. L'acide silicique, recueilli sur un filtre, a été lavé, desséché, calciné au rouge, réuni aux cendres du filtre et pesé.

Deux expériences ont donné :

I. 1 litre d'eau a fourni 0^{gr},059, soit p. 1000^{gr} 0,0589
II. 600^c »   0^{gr},044,   »   0,0682
                                                ———————
                                                 0,1271

Moyenne pour 1000^{gr} d'eau. . 0,0635

Recherche et dosage de l'acide borique. — Pendant la concentration de l'eau (celle qui devait servir au dosage de l'acide sulfurique) dans un ballon de verre incliné, dont la tubulure était garantie de la poussière en la recouvrant d'un verre à expérience, je remarquai que les gouttes d'eau condensée, en tombant le long du col du ballon, laissaient en s'évaporant une traînée de substance solide. Je pensai que ce pourrait être de l'acide borique.

Cette substance, recueillie autant que possible, donna en effet une faible coloration verte à la flamme de l'alcool et de l'esprit de bois.

Ceci se passait au mois de juillet 1852.

L'existence de cet acide dans l'eau de Soultzmatt a été mise hors de doute et dosé très-approximativement de la manière suivante, à l'aide de l'ingénieux moyen proposé par M. Rose :

200 grammes de liquide provenant de l'évaporation de 20 litres d'eau réduits à 1770 grammes, ayant été rendus fortement acides par l'acide chlorhydrique, et essayés par le papier de curcuma, d'après la méthode de M. Rose, la coloration rouge-brun caractéristique n'a pas été obtenue. J'ai

alors saturé de nouveau par du carbonate de soude pur en excès et évaporé jusqu'à réduction de moitié. Le résidu sursaturé par beaucoup d'acide chlorhydrique a laissé déposer du chlorure de sodium.

La liqueur acide provenant de ce traitement a été de nouveau essayée par le papier de curcuma. Ce papier, après avoir été desséché à 100°, se colora fortement en rouge-brun.

J'ai essayé comparativement les réactifs que j'avais employés, savoir l'acide chlorhydrique et le carbonate de soude, je n'ai pas obtenu la coloration du curcuma ; mais en ajoutant dans ces substances une goutte d'acide borique en dissolution concentrée, la coloration se produisit.

Les réactifs employés étaient donc exempts d'acide borique.

La même liqueur, mêlée d'alcool, donna des signes non équivoques de coloration verte à la flamme ; mais on pouvait penser que la flamme bleue de l'alcool et la présence du chlorure de sodium détermineraient la production de la teinte verte de la flamme.

Lorsqu'on se sert d'esprit de bois, la même cause d'incertitude n'existe plus. La flamme de cet alcool est blanche en effet ; aussi, la coloration verte fut cette fois si manifeste, qu'une personne non prévenue ne s'y trompa pas.

Je n'ai pas fait de dosage particulier de l'acide borique ; cependant, comme, d'après M. ROSE, le célèbre professeur de Berlin, le papier de curcuma indique un millième au moins d'acide borique dans une liqueur, voici comment, très-approximativement, j'ai calculé la quantité de cet acide qui existe dans l'eau de Soultzmatt.

J'ai composé une liqueur artificielle se rapprochant autant que possible de la naturelle, en dissolvant un gramme de borate de soude, $(BoO^3)^2NaO$, $10\,HO$, dans un certain volume d'eau (200 centimètres cubes). Je rendis cette dissolution aussi acide que l'autre, et j'y plongeai une bande de papier de curcuma. La nuance rouge que prit ce papier était plus foncée que celle obtenue avec la dissolution naturelle.

Pour obtenir une teinte identique, il me fallut étendre la liqueur artificielle d'une certaine quantité d'eau distillée. Or, le volume pour lequel la teinte est devenue identique mesurait 400^{cc}. Ce volume de liquide contenait un gramme de borate ou 0^{gr},365 d'acide borique, dont le quart est 0^{gr},0912. Donc, les 100 grammes de liqueur naturelle, correspondant à 2^{l},26 d'eau, contenaient la même quantité d'acide borique.

D'après ce dosage, que je donne sous réserve expresse, 2^{l},26 d'eau minérale contiennent 0^{gr},0912 d'acide borique et 1000^{gr}, 0^{gr},04493. — Mais je crois cette quantité inférieure à celle qui existe réellement, à cause des pertes que l'on éprouve dans les longues évaporations, et que l'on n'évite pas tout à fait, même en ajoutant un excès de carbonate de soude.

Acide phosphorique, alumine, peroxyde de fer. — Le dépôt insoluble qui se forme par la concentration de l'eau minérale, ai-je dit plus haut, est d'une parfaite blancheur. 20 litres d'eau ont donné, après avoir été évaporés à moins de deux litres, 10^{gr},345 de dépôt lavé et desséché à 100°.

De ce résidu, 6^{gr},065 ont été dissous dans l'acide chlorhydrique ; la dissolution ayant été évaporée à siccité, le résultat, après avoir été repris par l'acide chlorhydrique, a laissé un résidu d'acide silicique.

La liqueur filtrée, acide, a été additionnée d'hydrochlorate d'ammoniaque en excès et traitée dans un flacon bouché par un léger excès d'ammoniaque. De cette manière, en évitant le contact de l'air, il s'est formé un précipité d'apparence gélatineuse et *très-légèrement ocreux*. Ce précipité recueilli, rapidement lavé, desséché, pesait 0^{gr},105 après incinération du filtre et calcination au rouge. Le résidu a été traité dans la capsule de platine même par de l'acide chlorhydrique ; la dissolution a pris la couleur caractéristique du chlorure ferrique ; il est resté un résidu insoluble, qui était de l'alumine devenue inattaquable par suite de la calcination.

La dissolution jaune donna par le cyanoferrure de potassium un précipité bleu franc, et par le sulfocyanure de potassium la coloration caractéristique rouge-sang.

Une autre partie de la dissolution traitée successivement par l'hydrochlorate d'ammoniaque, l'ammoniaque et le sulfate de magnésie donna un trouble blanc non équivoque, que je ne pus attribuer, dans ces circonstances, qu'à du phosphate ammoniaco-magnésien ou à du phosphate ferrique.

Les 0^{gr},105 correspondent à 11^{l},725 d'eau minérale ; 1000^{gr} contiennent donc 0^{gr},00893 d'un mélange de phosphate de fer et d'alumine.

La quantité de fer qui existe dans l'eau de Soultzmatt est si minime, que le mot *trace* exprime encore trop ; il faudrait dire qu'il en existe moins que des traces. Cependant, l'eau avait été évaporée avec précaution dans une bassine d'argent ; le filtre qui a servi avait été lavé à l'acide chlorhydrique.

Pour lever tous les doutes, pour me mettre à l'abri de toute trace de poussière, voici comment je m'y pris : Trois litres d'eau ont été concentrés dans un ballon de verre blanc dont la tubulure était recouverte d'un verre à expérience ; le dépôt et l'eau ont été reçus dans un verre et lavé là, à l'eau distillée, par décantation.

Ce dépôt après avoir été dissous dans le même verre par de l'acide chlorhydrique bien pur, je trouvai que le sulfocyanure donnait la coloration rouge-sang caractéristique. La plus grande partie de la dissolution, séparée par le repos d'un peu d'acide silicique, a été introduite dans un flacon bouché et traitée successivement par de l'hydrochlorate d'ammoniaque, de l'ammoniaque et de l'hydrosulfate d'ammoniaque; il se forma un précipité gélatineux de couleur verdâtre (alumine salie par du proto-sulfure de fer); ce précipité ayant été recueilli, lavé, desséché, calciné dans une capsule de platine et dissous dans l'acide chlorhydrique, donna encore, par le sulfo-cyanure de potassium, la coloration rouge caractéristique.

L'eau de Soultzmatt a donc cela de remarquable sur toutes les eaux minérales gazeuses, qu'elle renferme moins que des traces de fer. C'est cette remarque qui m'a fait rechercher ce métal avec quelque insistance.

On peut donc dire, d'après ce qui précède, que l'eau minérale gazeuse alcaline de Soultzmatt est une eau non ferrugineuse, et qu'elle peut être utilisée dans toutes les maladies pour lesquelles ce métal est contre-indiqué.

Chaux. — La liqueur d'où l'acide silicique avait été séparé, encore très-acide, a été additionnée d'hydrochlorate d'ammoniaque, saturée d'ammoniaque en excès et enfin traitée par l'oxalate neutre de cette base. L'oxalate de chaux, bien lavé, desséché, calciné à l'air au rouge naissant, s'est transformé en carbonate de chaux, qui a servi au dosage. Un autre dosage a été fait en transformant l'oxalate en sulfate :

I.   1 lit. d'eau donne 0^{gr},297 de carb.. soit chaux p. 1000^{gr} 0,1666
II. 600^{ccc} » 0^{gr},188   »   "   0,1753
III. 600^{ccc} » 0^{gr},237 de sulfate,   »   0,1622
                                                                    ————
                                                                    0.5041

Moyenne . . . 0,16803

Magnésie. — La liqueur, encore très-ammoniacale, d'où la chaux avait été séparée, a été traitée par le phosphate de soude en excès. Le précipité de phosphate ammoniaco-magnésien, lavé, desséché, transformé par la calcination en pyrophosphate de magnésie, $PO^5\,2\,MgO$, a servi au dosage de la magnésie.

Deux expériences ont donné :

I. 1 lit. d'eau 0,279 de pyrophosph., soit magn. p. 1000ᵍʳ 0,1008
II. 600ᶜᶜ » · 0,161 » » 0,0973
                                                                    ⎯⎯⎯⎯⎯⎯
                                                                    0,1981

Moyenne . . . 0,0991

Lithine. — La lithine existe dans l'eau de Soultzmatt.

Pour la découvrir, j'ai fait évaporer 12 litres d'eau. Après avoir séparé le dépôt, j'ai évaporé de nouveau, à siccité, avec un excès de carbonate de soude pur. Le résidu, après avoir été redissous et filtré, a été traité par un excès de phosphate de soude pur. Ayant encore une fois évaporé à siccité, j'ai repris le résidu salin par de l'eau froide contenant un peu de phosphate de soude : tout ne s'est pas dissous ; le résidu était du phosphate de soude et de lithine.

Le phosphate lithico-sodique, à cause de l'isomorphisme des deux bases qui le constituent, peut contenir des quantités variables de soude et de lithine ; il ne peut donc pas servir au dosage de la lithine, d'après l'observation de M. Rammelsberg. Je me suis donc contenté de prouver que j'avais affaire à un sel de lithine, par tous les caractères indiqués dans les auteurs. Je dirai seulement que, l'ayant transformé en sulfate de lithine, j'ai constaté que la flamme de l'esprit de bois, aussi bien que celle de l'alcool, se coloraient en rouge-carmin bien évident.

Mais comme la quantité de phosphate double était très-pondérable, je me suis décidé de doser directement la lithine.

J'ai fait deux dosages : dans l'un, j'ai transformé les bases alcalines en sulfates, après avoir séparé par l'ébullition toutes les parties insolubles. Les sulfates calcinés au rouge, bien exempts de bisulfates, ont été épuisés par de l'alcool à

95° bouillant. J'ai obtenu du sulfate de lithine, possédant tous les caractères de ce sel.

Treize litres d'eau ont donné 0,044 de sulfate de lithine. Cette quantité ne me paraissant pas d'accord avec celle que j'avais obtenue du phosphate lithico-sodique, j'ai fait un nouveau dosage, en transformant cette fois les bases alcalines en chlorures. Ces chlorures, desséchés et calcinés, ont été épuisés par un mélange d'alcool absolu et d'éther.

3l,96 d'eau ont donné 0,056 de chlorure de lithium, ce qui représente 0,0194 de lithine et pour 1000gr, 0gr,00489.

Le résidu de l'évaporation de l'alcool éthéré était très-déliquescent, il communiqua à la flamme de l'alcool et à celle de l'esprit de bois une belle couleur rouge-carmin franche; sa dissolution enfin précipitait par le phosphate de soude.

Potasse et soude. — Ces deux bases ont été dosées directement et indirectement.

Dans le premier cas, l'eau a été traitée par un excès de chlorure de baryum, portée à l'ébullition et rendue alcaline par un excès d'eau de baryte. Après filtration, la liqueur a été traitée par un léger excès de carbonate d'ammoniaque. La nouvelle liqueur, séparée du précipité, a été évaporée à siccité dans une capsule de platine, et le résidu calciné au rouge pour chasser le sel ammoniacal. — Ce traitement fournit les chlorures de potassium, de sodium et de lithium, anhydres.

600 centimètres cubes d'eau minérale ont donné 0gr,620 de chlorures. Ces chlorures, dissous dans peu d'eau, ont été traités par un excès de bichlorure de platine; le mélange, évaporé au bain marie sans dessécher complétement, a été repris par l'alcool absolu; le chlorure double, lavé à l'alcool sur un filtre pesé, a été séché à 100°. Le chlorure platinico-potassique pesait 0gr,255, ce qui représente 0gr,04732 de potasse anhydre, et pour 1000gr d'eau minérale 0,07872.

Si du poids 0,620 on retranche 0,07488 de chlorure de potassium, équivalent à 0^{gr},245 de chlorure double, il reste 0,54512, qui représente le poids des chlorures de sodium et de lithium, soit 0^{gr},9068 pour 1000^{gr} d'eau; ce qui, en tenant compte de la lithine dont le poids est connu, donne 0,47723 d'oxyde de sodium pour 1000^{gr} d'eau.

Pour faire le dosage indirect, 1500^{cc} d'eau ont été traités comme précédemment, et les bases alcalines transformées en sulfates. Ces sulfates, calcinés dans un creuset de platine avec un peu de carbonate d'ammoniaque pour faciliter le départ des dernières traces d'acide sulfurique, pesaient 1^{gr},806. — Dissous et traités par le chlorure de baryum, ils donnèrent 2^{gr},900 de sulfate de baryte calciné au rouge et réuni aux cendres du filtre: 2,900 de sulfate de baryte contiennent 0^{gr},9963 d'acide sulfurique. Du poids 1,806 ôtant 0,02765, poids du sulfate de lithine, contenu dans 1500^{cc} d'eau, il reste 1^{gr},7784 mélange de sulfate de potasse et de soude. D'ailleurs 0,02765 de sulfate de lithine contiennent 0,02029 d'acide sulfurique; 0,9963 — 0,02029 = 0,97601 est donc le poids de l'acide sulfurique combiné avec la potasse et la soude.

Dans l'équation connue

$$\frac{x\,(SO^3)}{SO^3\ KO} + \frac{(p - x)\ SO^3}{SO^3\ NaO} = \pi$$

mettant $p = 1,7784$, $\pi = 0,976$ et pour les symboles chimiques leurs valeurs, on a :

$$\frac{40\,x}{87,1} + \frac{40\,(1,7784 - x)}{71,2} = 0,976$$

d'où $x = 0,2253$ poids du sulfate de potasse et

$p - x = 1,7784 - 0,2253 = 1,5531$ poids du sulfate de

$$\text{soude et pour } 1000^{\text{gr}} \text{ d'eau} \begin{cases} \text{potasse} = 0,08105 \\ \text{soude} \; = 0,45232 \end{cases}$$

$$\text{Potasse}\begin{cases} 0,07872 \\ 0,08105 \end{cases} \qquad\qquad \text{Soude}\begin{cases} 0,47723 \\ 0,45232 \end{cases}$$
$$\overline{0,15977} \qquad\qquad\qquad\qquad \overline{0,92955}$$

La moyenne des deux dosages pour la potasse est 0,07989

»   la soude est   0,46478

Je dois dire que j'ai vainement recherché l'iode dans cette eau, malgré les plus grands soins et l'emploi des méthodes les plus sensibles qui ont été indiquées dans ces derniers temps.

L'arsenic n'y existe pas non plus. L'essai à l'appareil de Marsh, fait successivement avec le dépôt formé par l'évaporation de 5 litres d'eau et avec la partie liquide réduite à un petit volume, n'a pas donné trace d'anneau.

Résultat élémentaire de l'analyse quantitative de l'eau de Soultzmatt, source I.

1000 grammes d'eau contiennent :
Gaz non absorbables par la potasse : Traces.

	Grammes.
Acide carbonique	2,99830
« sulfurique . . . . « . .	0,08060
« chlorhydrique	0,04390
« silicique	0,06350
« borique	0,04493
« phosphorique, alumine, peroxyde de fer.	0,00890
Magnésie	0,09910
Chaux	0,16803
Lithine	0,00490
Soude	0,46478
Potasse.	0,07989

Pour me guider dans l'arrangement qu'il convient de donner à ces divers éléments, j'ai encore fait une expérience qui consiste à chercher combien d'acide carbonique est combiné aux bases alcalines dans l'eau bouillie.

Pour cela, de l'eau a été portée à l'ébullition et réduite à la moitié de son volume. Après avoir filtré, pour séparer le dépôt, et lavé celui-ci, la liqueur réunie aux eaux de lavage a été partagée en deux parties égales. Dans l'une, rendue acide par l'acide nitrique, on a ajouté du nitrate d'argent, afin de doser le chlore qui y existait.

Dans l'autre, on a ajouté de l'acide chlorhydrique en excès, et après avoir évaporé à siccité au bain de sable, on a repris par l'eau, acidulé par de l'acide nitrique et précipité par du nitrate d'argent. Ce second dosage de chlorure donne un nombre plus grand que le premier, d'une quantité proportionnelle à l'acide carbonique qui constituait les carbonates, et qui avait été déplacé par l'acide chlorhydrique.

600^{cc} de liqueur, provenant de 900^{cc} d'eau minérale, ont été partagés en deux parties égales. L'une des moitiés a donné $0,0194$ d'acide chlorhydrique normal ; l'autre moitié, après le traitement par l'acide chlorhydrique, etc., donna $1^{gr},006$ de chlorure d'argent. Dans un second dosage, avec la même quantité d'eau, le poids du chlorure d'argent était $1^{gr},008$. La moyenne des deux nombres est $1^{gr},007$, dont l'équivalent en acide chlorhydrique est $0,2559$. La différence $0,2559 - 0,0194 = 0,2365$ représente évidemment l'acide chlorhydrique, qui a déplacé l'acide carbonique des carbonates. La proportion $ClH : CO^2 :: 0,2365 : x = 0,1425$ donne, pour la quantité d'acide carbonique combiné aux alcalis dans 450^{cc} d'eau minérale, $0^{gr},1425$. Dans 1000^{gr} d'eau, cette quantité d'acide carbonique devient $0^{gr},31610$.

Groupement méthodique des éléments de l'eau de Soultzmatt.

L'eau concentrée par la chaleur se sépare en deux parties : l'une, liquide, qui contient de l'acide carbonique, de l'acide borique, de l'acide sulfurique, de l'acide chlorhydrique, de la potasse, de la soude et de la lithine : l'autre, solide, renferme l'alumine, la magnésie, la chaux, l'acide silicique et des traces d'acide phosphorique et de fer.

Comme conséquence de l'expérience, on peut admettre que toutes les bases du dépôt préexistaient dans l'eau à l'état de carbonates rendus solubles par l'acide carbonique.

D'autre part, il est clair que, dans la partie liquide, existent des sulfates, des chlorures, des carbonates et des borates. Nous admettrons, ce qui sera vérifié, que l'acide sulfurique est combiné avec la potasse, et le reste de l'acide avec de la soude ; que l'acide chlorhydrique est combiné avec de la soude, et enfin que le reste de la soude avec la lithine sont à l'état de carbonates.

Voici le tableau de cet arrangement, avec les éléments du calcul. Les équivalents adoptés sont ceux dont s'est servi M. R. Weber dans le calcul de ses tables atomiques, pour faire suite au traité d'analyse de M. H. Rose.

Sulfate de potasse . . . . . $\left\{\begin{array}{l}\text{potasse} \dots \dots 0{,}07989 \\ \text{acide sulfurique.} \; 0{,}06784\end{array}\right\} = 0{,}14773$

Acide sulfurique pour la soude. $\left\{\begin{array}{l}0{,}08060 - \\ 0{,}06784\end{array}\right\} = 0{,}01276$

$$0{,}01276$$

Sulfate de soude. . . . . . $\left\{\begin{array}{l}\text{soude} \dots \dots 0{,}00995 \\ \text{acide sulfurique.} \; 0{,}01276\end{array}\right\} = 0{,}02271$

Hydrochlorate de soude. $\left\{\begin{array}{l}\text{soude} \;.\;. \; 0{,}03752 \\ \text{acide CIH} \; 0{,}04390\end{array}\right\} = 0{,}08142$

Chlorure de sodium anhydre 0,07060

Borate de soude . . . . . . $\left\{\begin{array}{l}\text{soude} \dots \dots 0{,}02008 \\ \text{acide borique} \;.\;. \; 0{,}04493\end{array}\right\} = 0{,}06501$

Somme de la soude employée . . $\left\{\begin{array}{l}0{,}00995 \\ 0{,}03752 \\ 0{,}02008\end{array}\right\} = 0{,}06755$

$$0{,}06755$$

Soude pour acide carbonique . $\left\{\begin{array}{l}0{,}46478 - \\ 0{,}06755\end{array}\right\} = 0{,}39723$

$$0{,}39723$$

Carbonate de soude . . . . $\left\{\begin{array}{l}\text{soude} \dots \dots 0{,}39723 \\ \text{acide carbonique} \; 0{,}28010\end{array}\right\} = 0{,}67733$

Carbonate de lithine. . . . $\left\{\begin{array}{l}\text{lithine.} \dots \dots 0{,}00490 \\ \text{acide carbonique} \; 0{,}00743\end{array}\right\} = 0{,}01233$

Carbonate de chaux . . . . $\left\{\begin{array}{l}\text{chaux} \dots \dots 0{,}16803 \\ \text{acide carbonique} \; 0{,}13156\end{array}\right\} = 0{,}29959$

Carbonate de magnésie . . $\left\{\begin{array}{l}\text{magnésie} \dots \dots 0{,}09910 \\ \text{acide carbonique} \; 0{,}10708\end{array}\right\} = 0{,}20618$

Somme de l'acide carb. employé. $\left\{\begin{array}{l}0{,}28010 \\ 0{,}00743 \\ 0{,}13156 \\ 0{,}10708\end{array}\right\} = 0{,}52617$

$$0{,}52617$$

Acide carbonique libre et à l'état de bicar-bonate $\left\{\begin{array}{l}2{,}99830 - \\ 0{,}52617\end{array}\right\} = 2{,}47213$

$$2{,}47213$$

Acide carbonique uni à la soude 0,28010
» » lithine 0,00743

Somme . . . 0,28753

D'après le tableau précédent, l'eau de Soultzmatt contient donc, pour 1000 grammes :

Acide carbonique libre et à l'état de bicarbonate 2,47213
Carbonate de soude 0,67733
    »   de lithine 0,01233
    »   de chaux 0,29959
    »   de magnésie 0,20618
Sulfate de potasse 0,14773
    »   de soude 0,02271
Chlorure de sodium 0,07060
Borate de soude 0,06501
Acide silicique 0,06350
Acide phosphorique ⎱
Alumine . . . . . . ⎰ 0,00890
Peroxyde de fer . . ⎱

Somme des parties fixes 1,57388

Autre arrangement, en supposant les carbonates à l'état de bicarbonates.

1000 grammes d'eau contiennent :

Acide carbonique libre 1,94596
Bicarbonate de soude 0,95743
    »   de lithine 0,01976
    »   de chaux 0,43115
    »   de magnésie 0,31326
Sulfate de potasse 0,14773
    »   de soude anhydre 0,02271
Chlorure de sodium 0,07060
Borate de soude anhydre 0,06501
Acide silicique 0,06350
Acide phosphorique ⎱
Alumine . . . . . . ⎰ 0,00890
Peroxyde de fer . . ⎱

Conclusion.

L'eau de Soultzmatt est donc assez gazeuse, puisqu'un litre contient près de 2 grammes d'acide carbonique libre. Le litre d'acide carbonique à 0° de température et 0^m,760 de pression, pèse 1^{gr},9666 d'après M. Regnault ; à la même température et sous la même pression, 1^{gr},94596 de ce gaz représentent 989^{ccc},81. A la température de la source, c'est-à-dire à 10° et sous 0^m,76, ce volume devient 1026^{ccc},09.

L'eau de Soultzmatt, à sa température normale, tient donc en dissolution plus d'un litre d'acide carbonique ; aussi voit-on de nombreuses bulles de gaz se dégager en pétillant, dès qu'on débouche une bouteille qui a séjourné dans un milieu plus chaud.

Vérifications. — Par l'expérience directe, j'ai obtenu, pour la somme des parties fixes. 1,5832

La somme faite des éléments séparément dosés. 1,5739

D'autre part, l'expérience indique que 0^{gr},31610 d'acide carbonique sont combinés avec les alcalis ; mais d'après ce qui a été dit plus haut, il est clair que la soude et la lithine seules existent à l'état de carbonates dans l'eau bouillie. Or, la somme de l'acide carbonique uni à la soude et à la lithine est 0,28753. Il est clair aussi que l'acide chlorhydrique a dû déplacer l'acide borique, comme il a déplacé l'acide carbonique, c'est-à-dire qu'à ce nombre 0,28753 il faut ajouter une quantité d'acide carbonique équivalente à 0,04493 d'acide borique. — Or, 0,04493 d'acide borique représentent dans le borate de soude (BoO^3) ^2NaO, 0,01416 d'acide carbonique. On a donc :

Acide carbonique uni à la potasse et à la lithine 0,28753

Acide borique uni à la soude, exprimé en acide carbonique 0,01416

0,30169

La légère différence observée vient de ce qu'une petite quantité de magnésie se trouve à l'état de sel double dans la liqueur alcaline, et vient ainsi augmenter le poids de l'acide chlorhydrique dans le dosage total.

Si cela est vrai, on voit bien qu'il fallait, ainsi que je l'ai dit ailleurs, que l'acide sulfurique fût tout entier uni à la potasse.

Le groupement général que j'ai donné est conforme aux faits de l'expérience; mais je ne crois pas que, dans l'eau naturelle, il soit absolument le même. Je suis porté à croire, au contraire, que tous les acides sont indifféremment combinés avec toutes les bases et toutes les bases avec tous les acides. Ainsi je crois que l'eau, dans son état normal, contient de la potasse à l'état de carbonate, de sulfate et de chlorure; mais que par le fait de l'évaporation il s'établit dans l'eau un état d'équilibre tel, que les éléments sont groupés comme je l'ai indiqué.

FIN.